www.ingramcontent.com/pod-product-compliance
Lightning Source LLC
Chambersburg PA
CBHW061825060726
47597CB00008B/3362

HYGIÈNE PROFESSIONNELLE

LE

COMPOSITEUR

TYPOGRAPHE

PAR

LE Dr CHOQUET

LAURÉAT DE LA FACULTÉ DE PARIS

PARIS

ADRIEN DELAHAYE ET ÉMILE LECROSNIER

PLACE DE L'ÉCOLE-DE-MÉDECINE

1882

HYGIÈNE PROFESSIONNELLE

LE

COMPOSITEUR

TYPOGRAPHE

PAR

LE Dr CHOQUET

LAURÉAT DE LA FACULTÉ DE PARIS

PARIS

ADRIEN DELAHAYE ET ÉMILE LECROSNIER

PLACE DE L'ÉCOLE-DE-MÉDECINE

1882

INTRODUCTION

Éclairer le typographe sur les soins hygiéniques particuliers que réclame le soin de sa santé ; indiquer au maître
imprimeur les mesures à prendre pour prévenir les accidents professionnels des ouvriers qu'il emploie; rappeler
au médecin les troubles pathologiques qu'il est susceptible de rencontrer chez le compositeur, et lui signaler les
circonstances qui ont pu les déterminer, nous ont paru
constituer une œuvre utile.

Nous avons entrepris de la remplir, et nous nous estime-
rons heureux si l'avenir nous prouve que nous y avons
réussi.

LE

COMPOSITEUR

TYPOGRAPHE

MANŒUVRE TYPOGRAPHIQUE

Sous la dénomination générale de *compositeur typographe*, nous comprendrons l'*apprenti compositeur*, le *paquetier*, le *metteur en pages*, l'*imposeur*, et le *corrigeur*.

L'apprentissage du compositeur commence vers l'âge de quatorze ans. Dans les petites imprimeries les occupations de l'apprenti sont multiples : en dehors du temps qu'il consacre à la composition, on lui confie l'entretien de l'atelier, on l'envoie faire des courses, porter des épreuves, etc., etc. Dans les établissements plus importants, il existe de véritables écoles d'apprentissage, sous la direction de typographes expérimentés ; cette institution qui tend chaque jour à se généraliser donne d'excellents résultats à tous les points de vue.

La durée de l'apprentissage est, en général, de quatre ans, et la rémunération journalière, à Paris, est de : cinquante centimes pour la première année ; un franc pour la seconde ; deux francs pour la troisième et trois francs pour la quatrième.

Le *paquetier* travaille debout ; il est placé devant son *rang*, sorte de table de 1^m,50 dans sa plus grande hauteur, de 1 mètre dans sa plus petite, disposée à sa partie supérieure en forme de pupitre.

Cette table est garnie d'un rebord épais, qui règne dans toute sa longueur.

C'est sur le rang que repose la *casse*, boîte plate et découverte, divisée en compartiments nommés *cassetins*, où sont placés les lettres et les signes nécessaires à la composition. La casse du typographe est tantôt unique, tantôt double et, dans ce dernier cas, comprend deux parties égales superposées, *haut de casse*, *bas de casse*.

Le paquetier, ayant sous les yeux la *copie* à composer (manuscrit ou réimpression) placée directement sur la casse ou retenue par le *visorium*, tablette disposée à cet effet, saisit, entre le pouce et l'index de la main droite, la lettre dans son cassetin, pour la placer rapidement dans le *composteur*, instrument en fer destiné à la recevoir.

Cet outil est tenu avec la main gauche et préalablement *justifié*, c'est-à-dire réglé longitudinalement sur une dimension déterminée.

Les lettres successivement rangées constituent avec les *espaces* la *ligne*, à laquelle vient se superposer l'*interligne* provisoire ou définitive qui permet l'enlèvement du fragment composé et son placement sur une planchette rectangulaire nommée *galée*.

Lignes et interlignes ainsi réunies forment le *paquet*, que l'ouvrier lie au moyen de plusieurs tours de ficelle et dépose ensuite sur une feuille de papier épais dite *porte-page*. Une première *épreuve* de ce paquet est tirée, soumise au *correcteur*, puis rendue au paquetier, qui fait les rectifications nécessaires.

Ici s'arrête le travail du paquetier et commence celui du *metteur en pages*.

Ce dernier, plus avancé que le précédent dans l'art typographique, est chargé de répartir la copie entre les paquetiers, de recueillir les paquets composés et de les disposer en *pages*, d'y distribuer les *blancs*, d'y ajouter les *folios, titres courants, fleurons, vignettes*, etc., etc.

L'*imposeur* rassemble les pages achevées, pour les placer en *forme*, de telle sorte que la feuille de papier une fois imprimée et pliée offre la disposition convenable. Cette opération se fait sur le *marbre*, table horizontale de dimensions variables, formée d'une pierre très dure enduite de vernis ou construite en fonte.

Les pages, convenablement disposées dans un cadre rectangulaire en fer, nommé *châssis*, sont ensuite séparées en tous sens par des *lingots,* puis définitivement immobilisées, après déliage des paquets, au moyen de *réglettes, biseaux* et *coins,* qui les maintiennent solidement enclavées dans l'intérieur du châssis. La forme ainsi constituée est enlevée du marbre et portée à la presse, où les épreuves destinées à l'auteur sont successivement tirées.

Le *corrigeur* est spécialement chargé d'effectuer sur la forme les corrections de l'auteur.

Les fonctions de metteur en pages et d'imposeur se confondent le plus souvent dans les imprimeries; il en est de même de celles de paquetier et de corrigeur.

Un dernier travail, qui rentre dans les attributions du paquetier, nous reste à exposer, c'est celui de la *distribution.*

Lorsque les formes qui ont servi au tirage ont été lavées à la potasse, le metteur en pages les desserre sur un marbre, enlève les *garnitures* et répartit entre les compositeurs de son équipe les fragments à distribuer.

Le paquetier, devenu *distributeur,* tient les lignes dans la main gauche, saisit entre le pouce et l'index de la main droite un certain nombre de lettres et les replace successivement dans leur cassetin respectif, en se servant du médius pour les détacher.

CONSIDÉRATIONS GÉNÉRALES SUR LE TRAVAIL DES COMPOSITEURS

Les compositeurs typographes se recrutent actuellement dans les deux sexes; mais les hommes forment la majorité. Le plus souvent les compositeurs et les compositrices travaillent dans des ateliers séparés. Il est à remarquer que ces dernières sont généralement assises devant leur rang, tandis que les ouvriers, ainsi que nous l'avons dit plus haut, effectuent leur travail debout.

Le personnel de la composition se compose en majeure partie d'éléments jeunes : la moyenne d'âge est d'environ vingt-cinq ans pour les hommes, vingt et un pour les femmes.

On ne trouve point de gauchers parmi les compositeurs ; l'apprenti qui aurait cette tendance est forcé de la modifier. La persistance de cette habitude entraînerait certaines difficultés et nécessiterait une construction spéciale pour le composteur, une disposition parti-culière pour les cassetins qui, dans l'état actuel, ne seraient plus en harmonie avec les mouvements du bras.

L'installation des ateliers de composition est très variable ; en province le local affecté à ce travail est en général plus spacieux qu'il ne l'est à Paris.

On conçoit que certains genres de travaux, tels que la confection des journaux, les ouvrages de ville (factures, prospectus, cartes d'adresse, cartes de visite, etc., etc.) exigent l'établissement des imprimeries dans une situation qui se prête parfois difficilement aux conditions réclamées par l'hygiène ; nous verrons plus loin quels sont les moyens capables de remédier, dans une certaine mesure, à cet inconvénient.

La façon dont l'ouvrier est éclairé pendant son travail dépend de la disposition générale de l'atelier : à Paris et dans les grandes villes, certains locaux sont assez obscurs pour nécessiter l'éclairage arti-ficiel pendant toute la durée du jour.

Le compositeur travaille habituellement nu-tête ; une longue blouse constitue son costume d'atelier.

La journée du typographe est, en moyenne, de dix heures, avec une interruption d'une heure pour le repas.

Dans les établissements où s'impriment les journaux du matin, la composition se fait la nuit et dure environ cinq heures, sans inter-ruption ; la distribution s'effectue dans le cours de la journée.

Les compositeurs travaillent *aux pièces* ou *à la conscience ;* le prix du travail aux pièces varie avec l'objet du labeur, avec la nature du caractère employé et avec celle de la copie, il est proportionnel au nombre de lettres composées et distribuées. A Paris le salaire du typographe aux pièces s'élève de cinq à sept francs, pour la journée de dix heures, et celui du compositeur en conscience, à six francs cinquante. Ce sont, en général, les ouvriers les plus âgés qui sont placés à la conscience. En province les salaires sont inférieurs d'un quart environ à ceux de Paris.

SIGNES PROFESSIONNELS DES COMPOSITEURS TYPOGRAPHES

En dehors des déformations d'origine saturnine que l'on est susceptible de rencontrer, et dont nous parlerons plus loin, l'épaississement de la peau, au niveau de la face palmaire de la dernière phalange du pouce, de l'index et du médius de la main droite, de la dernière phalange du pouce gauche et des éminences interdigitales de la main gauche, permet de reconnaître facilement le typographe. Il est commun de rencontrer aussi à la première phalange de l'annulaire de la main droite, un durillon provenant de la ligature des paquets.

La flexion continue de la tête, pendant le travail de composition, peut entraîner, à la longue, la courbure plus ou moins prononcée de la colonne vertébrale à sa partie supérieure; ce fait explique la fréquence des dos voûtés chez les vieux compositeurs.

MALADIES PROFESSIONNELLES DES COMPOSITEURS

Les troubles professionnels auxquels les compositeurs d'imprimerie sont exposés sont de deux natures. Les uns dérivent directement du mécanisme de leur travail, les autres dépendent du milieu où ils sont placés.

La station prolongée prédispose les typographes aux varices et aux varicocèles, à plus forte raison augmente ces imperfections chez les individus qui en sont déjà atteints.

1.

La composition et la distribution d'un caractère inférieur au corps 7, surtout si l'atelier est insuffisamment éclairé, sont susceptibles d'entraîner à la longue certains troubles du côté de la vue. La tête devient pesante, et tandis que les objets éloignés s'aperçoivent avec facilité, les plus rapprochés ne sont vus qu'avec un certain effort douloureux; puis, le phénomène se renouvelant, la vue se brouille et la continuation du travail devient impossible (1).

On rencontre, parfois, chez les vieux compositeurs, une sorte de tremblement convulsif de la main droite, produit par la continuité du mouvement effectué en levant la lettre, et en la distribuant.

Cette contraction, analogue à la crampe des écrivains, compliquée quelquefois du tremblement saturnin, se reproduit avec une telle persistance, que l'ouvrier est forcé d'abandonner sa profession.

Nous arrivons aux troubles dépendant du milieu dans lequel le compositeur est appelé à vivre.

La manipulation des caractères métalliques, qu'on a jusqu'ici cherché inutilement à remplacer par des caractères en verre, expose le compositeur aux dangers de l'intoxication saturnine.

Ces caractères composés de :

67 parties de plomb,

25 parties d'antimoine,

5 parties d'étain,

3 parties de cuivre,

s'usent par les frottements auxquels ils sont assujettis et donnent ainsi naissance à une poussière particulière qui se répand dans l'atmosphère de l'atelier de composition.

Les muqueuses buccale, nasale, conjonctivale, en contact permanent avec cette poussière métallique, servent de voies d'introduction au composé plombique, qui pénètre ainsi dans l'économie. Il en est de même de la peau, et principalement au niveau des régions où sa texture habituelle se modifie et se rapproche de celle des

(1) Ces différents symptômes caractérisent l'asthénopie accommodative; le muscle ciliaire qui préside à l'accommodation visuelle, fatigué par son excès de travail, ne se contracte plus que difficilement et douloureusement.

muqueuses (surfaces sous-unguéales, commissures digitales, etc.).

Toutefois la principale voie d'absorption est sans contredit l'appareil pulmonaire, aspirant incessamment l'air saturé de particules saturnines.

Quel que soit, d'ailleurs, son moyen d'entrée, le composé plombique, une fois absorbé, est mêlé au sang et deux ordres de phénomènes se produisent simultanément. L'un consiste dans l'élimination de la substance métallique, par l'intermédiaire des émonctoires naturels, l'autre se caractérise par la fixation du métal dans l'intimité des tissus.

Au moment de son introduction dans l'organisme, le plomb est capable de produire un certain nombre de troubles, dont l'intensité varie avec la quantité de matière absorbée. Ces troubles, qui dans certaines professions peuvent prendre les caractères de l'empoisonnement aigu sont tellement légers chez les typographes qu'ils passent inaperçus la plupart du temps. Une sorte de tolérance relative des organes favorise ainsi l'accumulation lentement progressive du produit délétère dans l'économie, et le compositeur devient, pour ainsi dire à son insu, saturnin chronique. Au bout de quelques semaines ou de quelques mois, l'ouvrier pâlit, sa peau prend une teinte à la fois grisâtre et subictérique, son urine se fonce en couleur, ses fonctions digestives s'alanguissent, son appétit diminue fréquemment, et un état permanent de constipation tend à s'établir.

Quelques typographes présentent aussi le liséré gengival caractéristique du saturnisme, mais tout en signalant sa présence et sa nature, il convient de faire remarquer sa rareté relative chez les jeunes compositeurs.

Ce liséré consiste dans la coloration ardoisée plus ou moins foncée du bord libre des gencives au niveau des sertissures dentaires. Cette coloration est due, comme l'a démontré Tanquerel, à la présence du sulfure de plomb. L'ouvrier qui présente ce signe éprouve la sensation d'une saveur sucrée ou styptique ; sa bouche est pâteuse, son haleine fétide. Coïncidant avec ce liséré, Gübler a signalé également l'apparition de taches bleuâtres de même origine sur la muqueuse buccale, et leur a donné le nom de tatouages des lèvres et des joues.

La fréquence des maux de gorge chez les compositeurs mérite d'être signalée ; il est probable que l'action du plomb n'est pas étrangère à leur apparition, et détermine dans certains cas de véritables angines spécifiques.

Du côté des organes respiratoires , le contact des poussières métalliques tend à développer et à entretenir un état irritatif des bronches, se traduisant par une toux sèche et quinteuse accompagnée de l'expectoration peu abondante de crachats visqueux, d'un gris jaunâtre ; il n'est pas rare de voir ces bronchites s'accompagner elles-mêmes de véritables pneumoconioses saturnines.

Les appareils de la motilité et de la sensibilité sont fréquemment touchés ; il existe d'abord un certain retard dans la transmission des sensations aux cellules encéphaliques chargées de leur perception ; il se manifeste ensuite un affaiblissement plus ou moins considérable de la sensibilité cutanée au niveau des régions les plus exposées au contact direct de l'élément saturnin.

Ce dernier trouble est souvent accompagné d'un tremblement musculaire limité aux mêmes parties et qui, à l'inverse du tremblement alcoolique, s'exaspère par la fatigue et à la fin de la journée.

Plus tard, la sensation de lassitude et de fourmillement peut devenir le signe précurseur d'une paralysie locale bornée aux groupes musculaires qui président aux mouvements d'extension des doigts, de la main et des avant-bras.

La prédominance active des muscles fléchisseurs est la conséquence naturelle de cette parésie motrice et produit la déformation en griffe de la main, déformation sensiblement plus prononcée du côté droit (1).

Chez les compositeurs que nous avons soignés et interrogés, il ne

----

(1) Coïncidant avec cette attitude particulière de la main, une tuméfaction anormale se remarque à sa face dorsale, elle est constituée par une ou plusieurs nodosités indolentes provenant de l'état fongueux des tendons et de leur gaîne synoviale.

nous a pas été donné d'observer une altération sensible des fonctions génésiques; il convient cependant de noter que le saturnisme est susceptible de les affaiblir. Cette propriété explique, jusqu'à un certain point, l'emploi chez les anciens des ceintures antiaphrodisiaques construites avec le plomb.

Toutefois, il importe de signaler que les métrorrhagies sont assez communes chez les compositrices.

Quant aux avortements, s'ils ne se présentent pas, dans cette corporation, aussi fréquemment que la théorie semblerait l'indiquer, il faut attribuer le fait à deux causes : d'abord il est à remarquer que la plupart de ces ouvrières ne sont pas mariées, ensuite il convient de faire observer que les manœuvres nécessaires à la composition ne sont pas compatibles avec l'état avancé de la grossesse, et que la compositrice étant ainsi forcée d'abandonner momentanément sa profession, se soustrait par cela même à l'influence du composé plombique.

Les phénomènes d'intoxication qui constituent, à proprement parler, le saturnisme chronique, ne se bornent pas à ceux que nous venons de signaler (1); mais il importe de faire remarquer que ce saturnisme n'est jamais poussé très loin chez les typographes, et comme nous n'avons en vue que la description des maladies auxquelles expose cette profession, nous avons négligé à dessein de parler des accidents que l'expérience nous a fait reconnaître sinon tout à fait absents, du moins absolument rares.

Si maintenant nous nous reportons à la théorie de l'introduction du plomb dans l'organisme, il nous sera aisé de comprendre que si, sous l'influence de causes diverses, l'élimination du métal est momentanément suspendue, des phénomènes d'empoisonnement aigu pourront se produire.

Tel est le cas qui se présente chez les individus atteints d'affec-

(1) La paralysie générale, l'hémiplégie, les douleurs rhumatoïdes, les crampes les contractures, l'hémichorée, l'ataxie, l'amblyopie, l'amaurose, l'albuminurie les altérations cardiaques, etc., etc., sont des accidents plus ou moins fréquents qui ont, à juste titre, attiré l'attention des auteurs.

tions rhénales et chez les ouvriers qui, par l'ingestion d'une forte quantité d'alcool déplacent brusquement le plomb fixé dans les tissus pour le réintroduire dans le sang, en même temps qu'ils diminuent la quantité de substance métallique éliminée.

Tel est le cas, également, des typographes qui absorbent tout à coup une quantité relativement considérable de poussière plombique, soit que cette poussière se trouve accidentellement augmentée, soit que de nouvelles voies d'introduction lui soient ouvertes (1).

Sous l'influence de ces diverses causes, les phénomènes d'intoxication aiguë peuvent donc apparaître chez les saturnins chroniques.

Ces phénomènes comprennent la *colique*, l'*encéphalopathie* et l'*asthme;* le premier de ces accidents, en raison de sa fréquence chez le compositeur et de la rareté des deux autres, mérite seul de fixer notre attention.

L'ouvrier éprouve depuis quelques jours un sentiment de malaise général; il manque d'appétit, digère plus mal qu'à l'ordinaire, et sa constipation est opiniâtre ; puis, bientôt se manifestent des douleurs abdominales siégeant principalement au niveau de l'ombilic et s'irradiant jusqu'aux lombes, aux cuisses, aux organes génitaux. D'abord faibles, ces douleurs ne tardent pas à devenir gravatives, affectent par instant la forme d'accès paroxystiques, s'exaspèrent lorsqu'on appuie brusquement la main sur la paroi abdominale, et semblent se calmer au contraire lorsqu'on exerce sur cette même paroi une pression lente et progressive. Le ventre, en général rétracté, présente une certaine dureté et est rarement météorisé.

Ces douleurs s'accompagnent souvent d'éructations, de vomissements glaireux, parfois aussi de hoquets.

Le malade éprouve en même temps une céphalalgie plus ou moins intense; le sommeil lui est impossible et ses membres sont courbaturés; puis, après un temps qui peut varier de quelques jours à quelques semaines, une débâcle diarrhéique met fin aux accidents.

(1) Écorchures, coupures, etc.

Tel est le tableau, rapidement tracé, de la colique saturnine; ce phénomène se reproduit chez le même individu avec une fréquence variable et constitue parfois pour le typographe l'unique maladie qui lui révèle l'influence de l'action plombique sur sa santé.

Certains signes de saturnisme peuvent d'ailleurs échapper à l'individu qui en est atteint, et c'est le médecin qui est amené à les constater lorsqu'une circonstance quelconque nécessite son intervention.

C'est ainsi que l'état d'*anémie*, qui ne fait jamais défaut en pareil cas, peut déterminer le docteur à soumettre à l'examen le sang du malade; il lui est alors permis de reconnaître que les globules rouges sont diminués dans leur nombre et augmentés dans leur volume, particularité due à l'action du plomb.

C'est lui également qui constate le plus souvent l'anesthésie cutanée des régions exposées au plomb, et qui remarque le retard dans la perception des sensations, phénomènes dont nous avons déjà parlé.

La tendance que possèdent les plaies des saturnins à se compliquer de lymphagites et d'érysipèles est un fait qui attire aussi son attention et qui mérite, en conséquence, d'être signalé.

Si les manifestations du saturnisme se présentent chez le personnel typographique avec des degrés différents, cela tient à la variabilité des causes qui en déterminent l'influence. Il importe aussi de faire remarquer que chaque individu possède dans son organisme une disposition plus ou moins favorable à la résistance aux actions toxiques, soit que les capacités absorbantes ou déjectives varient, soit que la différence tienne aux propriétés des organes de transformation eux-mêmes.

Les effets du saturnisme varient donc avec les personnes; peu sensibles chez tel compositeur, ils se traduisent chez tel autre par des accidents légers plus ou moins fréquents, et se manifestent chez un troisième avec un grand degré d'acuité. Selon Tanquerel, l'action plombique présenterait son maximum d'intensité chez les ouvriers âgés de trente à quarante ans; suivant le même auteur, la résistance à l'intoxication serait plus prononcée chez les femmes.

Il est à remarquer que pendant la saison chaude, les accidents aigus sont plus fréquents; cela tient vraisemblablement à la transpiration, qui facilite l'absorption.

L'abus d'aliments salés et de sel marin est considéré par certains auteurs comme susceptible de favoriser l'apparition de la colique de plomb.

Il est reconnu que les excès alcooliques produisent le même résultat, et si ces excès se renouvellent, l'alcoolisme invétéré qui en est la conséquence aggrave considérablement les désordres causés par le saturnisme.

A ces causes ajoutons enfin la malpropreté, l'encombrement et le défaut d'aération des ateliers.

Notons que la manœuvre effective du caractère expose principalement le paquetier, tandis que le metteur en pages et l'imposeur y sont assujettis dans une proportion bien moindre.

Cette exposition terminée, examinons maintenant les moyens susceptibles de rendre la profession typographique, sinon absolument, du moins relativement inoffensive.

HYGIÈNE DU COMPOSITEUR TYPOGRAPHE

Nous considérerons tout d'abord quelles sont les conditions hygiéniques les plus favorables pour l'installation d'un atelier de typographie.

Il est évident que lorsque l'importance et la nature des imprimeries le permettent, leur établissement en dehors des centres urbains est préférable : un local largement aéré, pourvu à sa partie supérieure d'ouvertures permettant l'enlèvement permanent des poussières métalliques, au moyen du courant d'air ainsi établi, remplira des conditions satisfaisantes de salubrité.

L'atelier de composition devra être convenablement éclairé par la lumière naturelle, et si la construction du bâtiment ne permet l'éclairage que par un seul de ses côtés, il faudra disposer les rangs de telle façon que le jour arrive à la gauche du compositeur, afin que la main droite de l'ouvrier ne projette pas son ombre sur la casse, circonstance à la fois nuisible à la vue et défavorable au travail.

Lorsqu'il est possible de faire venir la lumière par la partie supérieure de l'atelier, cette disposition est toujours préférable ; or, pour y parvenir, on peut ménager dans la toiture un nombre convenable de châssis vitrés, ou, ce qui vaut mieux encore, percer de larges fenêtres latérales à la partie supérieure du bâtiment, sans recourir au vitrage total, en raison des inconvénients qui peuvent en résulter, surtout pendant les fortes chaleurs.

Quant à l'éclairage artificiel, il faut bien convenir que les procédés les plus économiques sont malheureusement les plus défectueux, que l'action de la lumière électrique est plus nuisible pour la vue que celle du gaz, et que cette dernière elle-même est très inférieure, sous le rapport de l'hygiène, à celle que fourniraient de bonnes lampes alimentées par une huile suffisamment pure.

Pendant l'hiver, l'atelier devra se trouver convenablement chauffé, mais la température ne devra pas dépasser une moyenne de 15 degrés centigrades ; pendant l'été, il faudra s'efforcer, au contraire, de combattre la chaleur par les moyens appropriés.

Sans doute, comme nous l'avons dit plus haut, certaines imprimeries sont condamnées, par la nature même de leurs travaux, à occuper un emplacement restreint et mal éclairé ; dans un semblable cas, le maître imprimeur a pour devoir de remédier dans la plus grande mesure possible à ces inconvénients.

La construction d'un système convenable de ventilation, l'emploi de verres cylindriques épais enveloppant les becs de gaz, entourés eux-mêmes d'abat-jour opaques, verts extérieurement, blancs intérieurement, et les soins d'une propreté rigoureuse apportés à l'atelier, sont des conditions que le chef d'établissement devra s'efforcer de remplir.

La poussière métallique constituant pour le compositeur l'agent principal de l'intoxication plombique, il conviendra d'en prévenir le plus possible la formation ; le balayage journalier, toutes fenêtres ouvertes, le nettoyage fréquent des casses, etc., etc..., rempliront cette indication ; à plus forte raison, conviendra-t-il de pratiquer de fréquents arrosages, qui auront pour résultat de dissoudre les éléments de cette poussière ou de les mettre en suspension dans l'eau, qui les entraînera.

L'hygiène particulière du typographe nécessitant des soins minutieux de propreté, le maître imprimeur, afin de les assurer devra veiller à ce que ses ateliers soient pourvus de lavabos et d'ustensiles convenables.

La réglementation du travail possède une importance capitale ; nous ne parlerons ici que des points particuliers à l'industrie typographique, rappelant pour mémoire seulement la question plus générale des règlements administratifs relatifs aux ouvriers et apprentis des deux sexes employés dans les manufactures.

Tout excès dans la durée du travail devra être proscrit, sous peine de provoquer plusieurs cas de colique saturnine, parmi les typographes employés ; si le nombre des commandes exige, à un moment donné, un surcroît d'activité, mieux vaudra augmenter momentanément le personnel typographique que recourir aux heures supplémentaires pour en assurer l'exécution.

Afin de diminuer le plus possible les moyens d'absorption du produit toxique, il devra être interdit de prendre ses repas et de fumer dans les ateliers de composition.

A la suite de ces moyens prophylactiques recommandés au maître imprimeur soucieux de la santé de son personnel, viennent naturellement se placer ceux qui s'adressent au compositeur lui-même.

Il importe que cet ouvrier ne travaille jamais à jeun ; il devra dans son alimentation s'abstenir de l'usage des salaisons, recourir fréquemment au lait, bannir sévèrement l'abus du vin et des spiritueux et éviter les excès de toute nature.

Si les prodrômes de la colique saturnine se manifestent, il devra immédiatement suspendre son travail et avoir recours aux moyens que nous indiquons plus bas pour la combattre.

Toute compositrice entrant dans le second tiers de sa grossesse devra abandonner sa profession et ne la reprendre que six semaines après l'accouchement.

Le typographe atteint de varices ou de varicocèle, sous peine de voir ces accidents augmenter, devra, dans le cours de son travail, user des tabourets mobiles que possèdent tous les ateliers de composition.

Le compositeur qui ressentira les symptômes de l'asthénopie accommodative devra faire usage de lunettes à verres convexes; ces verres, en augmentant la convergence des rayons lumineux, suppléeront au défaut d'action du muscle ciliaire et rendront à la vision son acuité primitive.

Les soins de propreté corporelle sont pour le typographe de la plus grande importance; aussi, sans crainte de les exagérer, devra-t-il recourir fréquemment, et en particulier avant les repas, au savonnage et au lavage minutieux de la face, de la bouche, des mains, avec une brosse pour les ongles; nous l'engageons à prendre chaque semaine un bain alcalin et à s'y savonner avec soin.

Afin d'offrir au plomb le moins de voies possible à son absorption, qu'il n'expose pas, surtout en été, ses bras, son cou, sa poitrine au contact de la poussière métallique, qu'il tienne, au contraire, sa blouse soigneusement boutonnée au col et aux poignets, qu'il quitte ce vêtement en sortant de l'atelier et qu'il ne néglige pas de le faire laver fréquemment.

Le compositeur qui suivra scrupuleusement ces indications s'affranchira en grande partie des désordres causés par le saturnisme, et si son organisme ne reste pas absolument indemne, du moins les effets toxiques seront-ils singulièrement atténués.

Lorsque, malgré ces précautions, la constipation tendra à s'établir d'une façon permanente, l'ouvrier la combattra utilement en prenant, au commencement des deux principaux repas, dans du pain à chanter un mélange de 10 grammes de miel et 10 grammes de soufre sublimé.

Il se trouvera bien également, à l'époque des changements de saison de recourir aux purgatifs salins : sulfate de magnésie, 32 grammes, en dissolution dans un litre de bouillon d'herbes, à boire dans la matinée ; ou encore sulfate de soude, même dose et même préparation ; eau de Sedlitz, eau de Pullna, etc., etc.

Si, pour avoir négligé les moyens prophylactiques que nous venons d'indiquer, le compositeur se trouve surpris par la colique saturnine, il devra se coucher immédiatement, s'astreindre à la diète, et en attendant l'arrivée du médecin, se conformer aux indications suivantes :

Tisane de bourrache (10 grammes infusés, pendant une heure, dans un litre d'eau bouillante) ; administration d'un lavement composé de 500 grammes d'eau tiède et 100 grammes de miel ordinaire (1) ; application sur l'abdomen d'un cataplasme de farine de lin arrosé de 30 gouttes de laudanum. C'est au docteur appelé qu'il appartiendra de diriger ensuite la médication.

Si l'on s'en rapportait à Tanquerel, à Beau, à Pidoux, il existerait un antagonisme entre l'intoxication saturnine et la tuberculose ; le fait, loin d'être démontré, est au contraire contredit absolument par les observations de Hirt ; d'accord avec cet auteur, nous n'engagerons jamais les individus atteints de maladies des bronches et des poumons à embrasser la profession typographique, convaincu que nous sommes qu'elle ne pourrait qu'aggraver ces affections.

Malgré l'assertion d'Henckel et d'Hoffmann, nous doutons aussi que l'usage du tabac à fumer et à chiquer soit avantageux pour les saturnins et dans tous les cas, pour les raisons que nous avons déjà signalées, nous le proscrirons absolument pendant le travail de la composition.

---

(1) Et mieux encore du lavement purgatif suivant, préconisé par Grisolle : Séné, 20 gr. — Jalap en poudre, 4 gr. — Miel de mercuriale, 60 gr. — Eau pure, 500 gr.

Si la thérapeutique demeure quelquefois impuissante à réparer les désordres causés par le saturnisme, elle arrive presque toujours chez le typographe, à en atténuer en grande partie les effets.

Les accidents plombiques disparaissent d'ailleurs assez rapidement lorsque l'ouvrier cesse sa profession, à la condition que les lésions provoquées ne soient ni trop anciennes, ni trop profondes.

Pour terminer enfin, nous dirons que, tout en regrettant que les procédés industriels ne soient pas parvenus à modifier la composition actuelle des caractères employés dans les imprimeries, de façon à en rendre la manipulation inoffensive, la profession typographique n'offre de sérieux inconvénients pour la santé que lorsque les ateliers sont insalubres, lorsque les soins hygiéniques que nous avons recommandés sont mal observés, lorsque les fonctions de paquetier se prolongent après l'âge de trente ans, lorsque enfin l'ouvrier se livre aux excès alcooliques.

Il est supposable d'ailleurs que l'industrie typographique subira d'ici quelques années une transformation importante, par suite du perfectionnement apporté à la construction des machines à composer et à distribuer.

Dans l'imprimerie du journal le *Times*, on vient, en effet, d'installer des appareils nouveaux qui ne se bornent pas à fondre les caractères destinés à l'impression, mais qui les rangent automatiquement dans les tubes servant aux machines à composer.

Des caractères neufs sont ainsi livrés chaque soir à la composition et sont refondus immédiatement après le tirage du journal, de telle sorte que la distribution se trouve ainsi supprimée.

3348 — Paris. Imp. LALOUX fils et GUILLOT, 7, rue des Canettes

3348 — Paris. Imp. LALOUX fils et GUILLOT, 7, rue des Canettes, 7.

www.ingramcontent.com/pod-product-compliance
Lightning Source LLC
Chambersburg PA
CBHW061826060726
47597CB00008B/3373